DES

ALTÉRATIONS CRANIENNES

DANS LE RACHITISME

PAR

Le Docteur Félix REGNAULT

Interne des Hôpitaux de Paris
Ancien interne à l'hôpital maritime de Berck-sur-Mer
Lauréat de l'École de Marseille

PARIS

G. STEINHEIL, ÉDITEUR

2, RUE CASIMIR-DELAVIGNE, 2

1888

DES

ALTÉRATIONS CRANIENNES

DANS LE RACHITISME

IMPRIMERIE LEMALE ET Cie, HAVRE

DES

ALTÉRATIONS CRANIENNES

DANS LE RACHITISME

PAR

Le Docteur Félix REGNAULT

Interno des Hôpitaux de Paris
Ancien interne à l'hôpital maritime de Berck-sur-Mer
Lauréat de l'École de Marseille

PARIS

G. STEINHEIL, ÉDITEUR

2, RUE CASIMIR-DELAVIGNE, 2

1888

Il est d'usage, au début d'une thèse, de remercier tous ses maîtres, et de regarder ainsi en arrière les meilleures années de sa vie, celles d'étudiant. Cet usage j'y faillirai d'autant moins, que je n'y ai guère rencontré qu'amitié et bienveillance. A Marseille, où j'ai fait mes deux premières années de médecine, j'ai eu pour maîtres M. Flavard, mon premier guide en chirurgie, et en dehors des hôpitaux les professeurs de l'École de médecine, en particulier M. Rousset, ancien Prof. de chimie, aujourd'hui mort, et dont je veux ici honorer publiquement la bienveillance et la sympathie.

A Paris, j'ai eu successivement pour chefs : M. le Prof. Richet (externat 1884), M. Bucquoy (externat 1885), qui m'ont appris les deux branches de l'art médical.

Nommé alors interne à Berck, j'y ai pu apprendre les maladies d'enfants, sous les auspices si bienveillants de M. Cazin.

Interne à Paris, j'ai été successivement interne de : M. Marchand, à Saint-Antoine ; de M. Champetier de Ribes, aux accouchements, à la Charité ; de M. Audhoui, à la Pitié, et de M. Debove, à l'hôpital des Tournelles. Je les remercie tous également de leurs excellentes leçons et de leurs conseils.

Je n'oublierai pas non plus les chefs des laboratoires où je suis allé. M. le Prof. Cornil et M. Gombault, pour l'histologie, M. Manouvrier, pour l'anthropologie.

C'est grâce à eux, que j'ai compris ce que m'a également maintes fois répété M. Debove : pour être bon médecin il ne faut pas n'être que médecin mais toutes les sciences se tenant, se complétant l'une par l'autre, on ne perd jamais son temps en recherchant la vérité où qu'elle soit. Aussi, considérant tout ce qu'il me faut encore apprendre, regretté-je de ne pas terminer mon internat. Je comptais, sous la bienveillante égide de M. le Prof. Grancher, passer ma quatrième année aux Enfants-Malades : ayant là sous la main malades, excellent laboratoire, voire même, exposition. Malheureusement il m'a été impossible, et il ne me reste plus en cette occurrence qu'à remercier M. le Prof. Grancher, d'avoir bien voulu accepter la présidence de la thèse de celui qui n'a pu être son élève.

DES
ALTÉRATIONS CRANIENNES DANS LE RACHITISME

PRÉAMBULE

Ce n'est pas un travail approfondi et complet que j'ai ici la prétention d'offrir sous forme de thèse, mais plutôt, et je le dis d'avance pour prévenir ainsi toute critique, un simple essai qui n'a d'autre valeur que sa nouveauté.

De nombreuses années se sont en effet passées depuis que Broca nous a donné une méthode d'une exactitude mathématique pour fixer les dimensions du crâne.

Au lieu d'évaluations approchées où « le facteur personnel » avait une part énorme, on a maintenant une base solide sur laquelle on peut essayer des comparaisons et des généralisations ce qui est le propre d'une vraie science.

L'anthropologie s'en est servie dans une large mesure, et a été renouvelée, l'intérêt pratique lui-même y a trouvé son compte en permettant de retrouver par la mensuration l'identité des prisonniers ; la pathologie seule n'a guère puisé à cette nouvelle source de renseignements, qui auraient dû cependant lui être d'autant plus nécessaires qu'ils étaient précis, sans doute, parce que la complexité des phénomènes morbides amène ici un certain embarras pour arriver à établir des propositions simples et générales.

L'application des mesures anthropologiques à la médecine est en effet un champ très vaste. La mensuration de la tête chez le nouveau-né, voilà tout ce qui a été fait, et tout dernièrement avec rigueur par M. Budin. Que ne reste-t-il pas ? Quelle est la cause des déformations crâniennes ? Sont-ce les maladies spécifiques (syphilis héréditaire) ou celle de nutrition (rachitisme...), ou en certains cas les maladies générales de l'enfance, ou enfin les névroses, l'hystérie, l'épilepsie, ont-elles quelque influence ? Quel effet ces déformations ont-elles sur l'intelligence ? Trouve-t-on chez beaucoup de gens à intelligence normale le crâne très déformé, et en ce cas, à quel genre de déformation a-t-on affaire ? Quelles formes de tête trouve-t-on chez les idiots, arriérés, dégénérés supérieurs, épileptiques... ? Sujet immense, inabordé, qui intéresse à la fois la médecine générale, la pathologie mentale, l'anthropologie, la psychologie enfin.

On comprendra sans peine que je n'ai pas eu la prétention d'aborder un pareil travail. Obligé de quitter prématurément mon internat, j'ai choisi pour sujet, un tout petit coin de ce grand tableau, la partie la plus simple et par suite la plus facile : l'étude des déformations crâniennes dans le rachitisme. Visibles pour l'observateur le plus superficiel, connues depuis longtemps, elles n'avaient pas encore été l'objet d'une étude rigoureuse, mètre et compas en main. Aussi l'avais-je entrepris croyant ce sujet facile et, néanmoins, bien que je l'aie étudié, depuis plusieurs années, je le livre presque à regret, y voyant tout le premier des imperfections et des lacunes. Je n'adresse donc au lecteur (si tant est que j'en aie) qu'une prière, c'est de ne pas être ici plus sévère que l'auteur lui-même, et de vouloir considérer ceci plutôt comme une tentative originale, que comme une œuvre finie en tous points et qui aurait entièrement épuisé le sujet.

CHAPITRE PREMIER

DES MESURES CRANIENNES CHEZ LES ENFANTS

Les mesures anthropométriques et particulièrement crâniométriques sont, avouons-le, chose assez peu connue en médecine, et surtout dans l'étude du crâne des enfants différant en bien des points de celui de l'adulte. Aussi croyons-nous utile en ce cas spécial de définir les points de repère, les diamètres principaux que nous avons choisis et les motifs qui nous les ont fait prendre.

Pour rendre compte de la forme d'une tête, on dit généralement qu'elle est large, longue, grosse. Combien il est plus juste de mesurer, et d'exprimer ainsi en chiffres ayant une valeur absolue, une simple impression visuelle, on aura ainsi éliminé un facteur qu'il faut avant tout chercher à éliminer en science « le facteur personnel ». Autant d'individus autant d'impressions différentes, tel trouvera gros ce qu'un autre trouvera moyen, tel long ce qui à un autre semblera court, car ici il n'y a pas de point de repère fixe, de commune mesure ; au contraire, du moment où un observateur saura mesurer, ses différentes mesures auront une valeur rigoureuse, seront comparables entre elles et comparables à celles de tout autre observateur.

Par conséquent étant donné un crâne, à mesurer chez un vivant, tout d'abord les deux diamètres principaux à prendre sont ceux exprimant sa longueur et sa largeur maximum. Ils nous seront donnés par les diamètres antéro-postérieur et transverse maximum.

Pour prendre le diamètre antéro-postérieur maximum, il faut un point de repère antérieur : c'est la glabelle, bosse formée par les sinus frontaux et qui soulève l'espace compris entre les sourcils. C'est la limite inférieure du crâne ; plus bas en allant vers la racine du nez on empiète sur la face. Il est donc important de fixer ce point sur le vivant : or il est souvent assez difficile à trouver chez l'enfant, les sinus frontaux n'étant pas développés à cet âge, et les fosses frontales étant par suite saillantes.

Pour déterminer le point glabellaire il suffit de prendre le milieu de la ligne sus-orbitaire ou ligne passant entre les sourcils.

Pour prendre le diamètre antéro-postérieur maximum on applique sans pression une des branches du compas d'épaisseur sur le point culminant de la glabelle et on l'y fixe avec la main gauche tandis que la main droite promène l'autre extrémité du compas sur l'occiput, en la maintenant toujours sur la ligne médiane. L'œil suit le degré d'écartement ; quand il est maximum on s'arrête et on serre la vis. On applique une seconde fois l'instrument, la vis étant serrée, pour voir si la branche postérieure du compas passe à frottement doux et par suite s'il n'y a pas d'erreur.

Un autre diamètre, important chez l'adulte, a chez l'enfant une valeur encore bien plus considérable, c'est

le diamètre antéro-postérieur métopique. Le point métopique est situé sur la ligne médiane entre les deux bosses
frontales. Le diamètre métopique se prend comme l'antéro-postérieur maximum, le point métopique étant ici
le point fixe sur lequel on applique la branche antérieure
du compas. Chez l'adulte le diamètre métopique est
presque constamment sinon toujours inférieur au diamètre antéro-postérieur maximum. Il n'en est plus de
même chez l'enfant où les sinus frontaux ne sont pas
développés ce qui rend les fosses frontales saillantes : le
diamètre métopique devient alors maximum.

Le diamètre transverse maximum correspond à la
plus grande largeur du crâne, et cette plus grande largeur est toujours située en arrière du plan vertical passant par les oreilles. Il faut tâtonner un peu, les deux
branches de son compas étant maintenues horizontales
et transversales, l'observateur placé en avant du sujet
l'œil fixé sur l'échelle. Le maximum obtenu, il est bon de
le vérifier comme précédemment. Le diamètre bimastoïdien étant souvent supérieur au transverse maximum
chez l'adulte comme il ne fait pas partie du crâne, il
est alors recommandé d'avoir soin de se maintenir toujours au-dessus de l'apophyse mastoïde. On le trouve
généralement à deux ou trois travers de doigt en arrière
et au-dessus du bord supérieur de l'oreille. Chez l'enfant
l'apophyse mastoïde étant peu développée le diamètre
bimastoïdien est toujours inférieur au diamètre transverse maximum. Il n'y a donc pas à craindre de prendre
celui-ci trop bas ; et en cherchant avec les extrémités du
compas on voit qu'il est situé aux bosses pariétales.

Nous n'avons point pris les diamètres sus-auriculaire et temporal maximum ; leur importance n'étant pas ici bien considérable.

Nous avons cherché à prendre le diamètre frontal minimum : celui-ci s'obtient en plaçant les deux branches du compas des deux côtés du front, immédiatement en dehors de la crête frontale et au-dessus des apophyses orbitaires externes : on a ainsi la largeur du front. Mais ce diamètre est impossible à obtenir chez l'enfant ; ses crêtes frontales sont en effet bien moins saillantes que chez l'adulte, et il est impossible de les fixer sous la peau.

Le diamètre vertical auriculaire est la différence entre la taille du sujet et la hauteur du point auriculaire au-dessus du sol. Facile à déterminer chez l'adulte, il est difficile de le trouver chez l'enfant à cause de leur manque de docilité.

Nous n'avons donc recherché que deux diamètres donnant la longueur et la largeur de la tête.

Pour avoir ainsi une idée de la forme du crâne il faut exprimer par un nombre le rapport du plus petit diamètre au plus grand ; c'est là l'indice céphalique.

Afin que la division donne au quotient des nombres entiers, on commence donc par multiplier le diamètre tranverse par 100, puis on divise par le diamètre antéro-postérieur.

Cet indice donnera rigoureusement les proportions de la tête.

Il est évidemment difficile, sans habitude, de se figurer au moyen d'un nombre, la forme du crâne ; mais c'est là une affaire d'éducation qui peut être vite acquise.

Ainsi une tête qui aurait pour indice 100 serait carrée, son diamètre tranverse étant aussi grand que l'antéro-postérieur maximum, ayant pour indice 50, son diamètre antéro-postérieur serait deux fois plus grand que le transverse. On peut aussi diviser les crânes en plusieurs catégories. Broca les a fixés de la manière suivante :

Dolichocéphales.	vrais au-dessous de 75.
	sous-dolichocéphales, de 75 à 77,76.
Mésaticéphales.	de 77,77 à 79,99.
Brachicéphales..	sous-brachycéphales, 80 à 83,33.
	brachycéphales vrais au delà de 83,34.

Parmi les courbes crâniennes, de toutes la plus importante est la courbe horizontale totale ; c'est la plus grande circonférence de la tête.

Chez l'adulte on met son mètre immédiatement au-dessus des sourcils, on contourne la partie la plus reculée de l'occiput, et on revient au point de départ. Mais, comme cette courbe est un maximum, et que chez l'enfant les bosses frontales sont souvent très développées, il faut souvent faire passer le centimètre par les bosses frontales, plus haut par conséquent que chez l'adulte.

On peut encore prendre la courbe transversale biauriculaire d'un conduit auditif à l'autre, et la courbe inio-frontale, commençant à la racine du nez, passant sur le vertex pour aboutir à l'inion ; nous avons pris ces deux courbes, mais comme elles ne nous ont ici conduit à aucun résultat, nous n'en avons point parlé dans ce travail.

La face de l'enfant ne nous a paru présenter pour la mensuration aucune difficulté particulière.

Comme chez l'adulte, nous avons pris la largeur totale de la face ou distance bizygomatique maxima et la longueur totale du visage du point mentonnier à la racine des cheveux, et en faisant le rapport on obtient l'indice facial.

Les diamètres du nez, de la bouche et des yeux ne nous ont offert aucune particularité. Aussi les avons-nous supprimés dans nos tableaux.

Reste la question des instruments :

Pour les courbes, le vulgaire mètre en toile des couturières est le meilleur.

Pour les diamètres il faut le compas d'épaisseur. De tous le préférable est le compas de Bertillon. Les deux branches sont plus fortes que celles du compas de Broca et absolument inflexibles, il tient bien en main, et la graduation en est parfaite. Mais ce compas a été construit pour les adultes (en vue de déterminer l'identité des malfaiteurs) et la graduation ne part que de 120 millimètres. Pour s'en servir chez l'enfant M. Colas, fabricant, 18, rue Saint-Gilles, a bien voulu faire une graduation partant du zéro. On peut ainsi mesurer tous les diamètres, même ceux de la face.

Quant au compas-glissière il n'est utile que pour les petites mesures du visage, et nous n'en avons pas eu besoin.

CHAPITRE II

CÉPHALOMÉTRIE CHEZ LES ENFANTS NORMAUX

Pour tirer quelques conclusions de la mesure de la tête d'enfants rachitiques, il faut les comparer à celles d'enfants non malades. Je croyais ce travail fait et il m'aurait suffi alors de chercher dans un tableau, où de un à vingt ans on aurait, chaque année, basée sur un grand nombre de mensurations, la moyenne des circonférences, diamètres et indices. Or ce travail n'existe pas. Le seul mémoire s'en rapprochant est celui de Riccardi qui a paru dernièrement dans les Annales d'anthropologie italiennes : il a pris les mesures d'un grand nombre d'enfants d'un lycée et a vu que les plus intelligents avaient ordinairement la tête la plus volumineuse. Outre que le point de vue est spécial, les indices des têtes italiennes ne peuvent être comparés à ceux des têtes parisiennes rachitiques, les races étant différentes.

Il a donc fallu nous résoudre à prendre nous-même ces moyennes. Pour en avoir de rigoureuses, il aurait fallu mesurer pour chaque année une soixantaine d'enfants. Ce travail était énorme. Forcé par le temps à le limiter, nous nous sommes borné à mesurer dans les hôpitaux de Paris et de Berck quatre-vingt-deux enfants de deux à quinze ans. Si pour chaque année la moyenne est insuffisante, elle est au contraire bonne si on ne regarde que l'ensemble et peut alors servir de point de comparaison. Nous allons donc examiner successivement cette série au point de vue de la circonférence horizontale totale, des indices crâniens et faciaux, du diamètre métopique et des anomalies crâniennes.

I. — *Circonférence horizontale totale.*

Au point de vue de la circonférence totale on trouve les chiffres suivants :

De 2 à 3 ans, 10 enfants ayant chacun 469,1 de tour de tête.

3 à 4 —	10	—	—	472 —
4 à 6 —	21	—	—	497,9 —
6 à 8 —	10	—	—	501,8 —
8 à 9 —	6	—	—	508,5 —
9 à 10 —	9	—	—	516,6 —
10 à 13 —	11	—	—	520,8 —
13 à 14 —	3	—	—	518 —
14 à 15 —	3	—	—	523 —

Ces nombres seraient évidemment insuffisants si on voulait établir pour chaque année une moyenne rigoureuse ; en effet, trois enfants de treize à quatorze donnent une moyenne un peu moins forte que onze de dix à treize. Ces chiffres eussent certainement changé si on en avait eu un plus grand nombre.

Pour une même année, les circonférences de tête sont très variables ; ainsi nous avons :

De 2 à 3 ans, maximum 500, minimum 416
       3 à 4 —   —   490   —   464
       4 à 6 —   —   527   —   469
       6 à 8 —   —   515   —   474
       8 à 9 —   —   538   —   480
       9 à 10 —   —   530   —   512
      10 à 13 —   —   540   —   497

II. — *Indice céphalique.*

Les indices crâniens sont aussi intéressants (diamètre transverse multiplié par 100 et divisé par l'antéro-postérieur maximum) :

De 2 à 3 ans 10 enfants ayant une moyenne de 82,807 d'indice.
     3 à 4 — 10   —   —   82,51   —
     4 à 5 — 14   —   —   80,13   —
     5 à 6 —   7   —   —   81,09   —
     6 à 8 — 10   —   —   83,811   —
     8 à 9 —   1   —   —   82,41   —
     9 à 10 —   9   —   —   79,01   —
    10 à 12 —   8   —   —   81,91   —
    12 à 15 —   9   —   —   79,94   —

Il en résulte donc que la moyenne des enfants dépassant 80 comme indice est sous-brachycéphale. Avant l'âge de dix ans, les indices sont plus forts qu'après. Donc les enfants sont plus brachycéphales que l'adulte car Broca donne comme indice des Parisiens 79,45.

Le chiffre des indices des enfants de douze à quinze ans, 79,94, se rapproche beaucoup de celui de l'adulte, la moyenne prise de neuf à quinze ans donnerait un chiffre sensiblement égal.

On lit dans Hervé et Hovelacque (Anthropologie), à la page 472, que les caractères du crâne sont peu accusés chez l'enfant, que la tête est relativement globuleuse et qu'elle acquiert lentement ses propriétés ethniques. Que les saillies osseuses comme glabelle, inion, apophyse mastoïde soient peu développées, je l'accorde, et nous y avons insisté dans le premier chapitre ; mais que les têtes des enfants soient semblables entre elles, que peu de jours après la naissance ils prennent tous le caractère mésaticéphale comme le veut Lecourtois (*Bulletins de la Société d'anthropologie*, 1869, p. 720), c'est ce que je conteste formellement. En effet à deux ans nous avons mesuré cinq sous-brachycéphales et cinq brachycéphales. Les maximums ont été 85,90 et 86,38, les minimuns 80,06 et 80,12. De trois à quatre un mésaticéphale, six sous-brachycéphales, et trois brachycéphales. Les maximums ont été 87,50 et 89,04, les minimums 78,59.

De quatre à cinq trois sous-dolichocéphales (77,25, 77,36, 76,66), cinq mésaticéphales, trois sous-brachycéphales, deux brachycéphales.

De cinq à six deux sous-dolichocéphales, trois sous-brachycéphales, deux brachycéphales.

De six à sept quatre sous-brachycéphales, un brachycéphale.

De sept à huit un sous-brachycéphale, quatre brachycéphales. Les maximums étaient 86,24 et 87,04.

De huit à neuf cinq sous-brachycéphales, deux brachycéphales.

De neuf à dix trois sous-dolichocéphales (minimum 76,50), deux mésaticéphales, quatre sous-brachycéphales.

De dix à onze trois sous-brachycéphales, deux brachycéphales, maximum 88,12.

11	ans	3	sous-brachycéphales	»	brachycéphale
12	—	2	—	1	—
13	—	2	mésaticéphales	1	—

Cet ensemble d'indices (12) suffit amplement à prouver les grandes différences de formes crâniennes chez les enfants. Il suffit du reste de les examiner même superficiellement pour en être convaincu. Les différences sont même considérables, et plus accentuées encore que chez l'adulte. A quoi sont-elles dues?

Nous avons cherché à classer les enfants d'après leurs maladies antérieures. Nous avons fait ainsi des listes d'enfants ayant eu la rougeole bénigne ou grave, la scarlatine, la variole ; ceci ne nous a conduit à aucun résultat et nous avons tout lieu de penser que :

« Les maladies aiguës graves, n'exercent aucune influence sur le crâne des enfants. »

Nous avons également cherché si les maladies chroniques cachectisantes avaient une influence sur l'indice céphalique : nous n'avons encore ici trouvé aucune relation.

III. — *Diamètre et indice métopiques.*

Le grand nombre d'indices élevés est probablement dû à ce que le diamètre antéro-postérieur maximum est relativement moins fort chez l'enfant que chez l'adulte ; il est diminué en effet de toute la profondeur des sinus frontaux, qui ne sont pas encore développés. Si en effet on prend le diamètre métopique, on trouve celui-ci constamment plus grand que l'antéro-postérieur maximum.

Mais pour se figurer exactement la proportion existant entre les deux, il faut tenir compte de la grandeur relative d'un chacun, et non simplement de leur différence. Il est évident en effet qu'une différence de 3 centimètres par exemple sur une tête, est bien plus notable sur un petit crâne que sur un grand.

Aussi, faut-il encore recourir aux indices, multipliant le diamètre antéro-postérieur par 100, puis divisant par le métopique. Le tableau suivant donnera une idée de ce rapport.

	Diamètre antérieur post. max.	Diam. métopique maximum	Indice
2 ans	146,5	149	98,31
—	149	150	99,33
—	161	165	97,57
—	158	162	97,53
			99,3
3 ans	152	155	98,06
—	163	165	98,1
			98,2
4 ans	169,5	175	96,88
—	172	175	98,25
—	169	173	97,25
—	165	166	99,40
—	165	161	101,20
—	167	171	97,75
5 ans	177	181	97,78

	Diamètre antérieur post. max.	Diam. métopique maximum	Indice
5 ans	172	176	97,20
6 ans	171	175	97,75
—	172	174,5	98,60
—	163,5	178	97,60
7 ans	168	171	98,25
—	167	172	97,25
8 ans	163,5	164,5	99,45
—	168	172	97,22
—	175	176,5	99,20
—	173	176	98,33
—	170	173	98,30
9 ans	171	174	98,32
—	180	180	100
—	182	184	98,95
—	177	181	97,78
10 ans	168,5	170	99,15
—	179	183	97,85
—	170	172,5	98,55
11 ans	173	175	98,9
			98,90
—	173,5	179	96,96
—	183	186	98,45
12 ans	185	186	99,50
—	187	186	101,10
—	173	174	99,45
13 ans	181	184	98,40
—	189	194	97,50
14 ans 1/2	184,5	184,5	100
—	174	174	100

Cet indice a grande valeur au point de vue pathologique.

Il est appelé à juger la question, affirmée jusqu'à ce jour, de savoir si les rachitiques ont le front plus bombé que les autres enfants.

IV. — *Déformations crâniennes.*

Les déformations de la tête existent également en dehors du rachitisme. Sur 82 enfants non rachitiques examinés, il existe sept plagiocéphalies très nettes et cinq scaphocéphalies. Une de ces dernières montre bien que cette déformation est due à une synostose précoce de la sagittale, car la synostose frontale ayant été également précoce le front fait saillie au milieu, et le crâne ressemble à une barque, en ayant même la proue.

C'est la petite Cornebois, salle Giraldès, 32, hôpital Trousseau qui, âgée de 4 ans et demi, a déjà 96,36 d'indice crânien. Si ces déformations existent chez les rachitiques, comme on l'a prétendu, il ne faut les rapporter à cette maladie que dans les cas où elles y seraient bien plus fréquentes qu'ailleurs.

V. — Reste l'indice facial : diamètre bizygomatique divisé par longueur totale du visage, nous l'avons pris chez 43 sujets, il est fort variable suivant les cas, oscillant entre 74 et 88, ayant une moyenne de 79 à 80.

CHAPITRE III

HISTORIQUE

I. — *Hypertrophie du crâne.*

Depuis longtemps la grosseur du crâne chez les rachitiques a frappé les observateurs. Dès 1651, Glisson, dans son livre. « De rachitide » montrait cette augmentation de volume, et en était si frappé qu'il en rapprochait l'hydrocéphalie.

En 1751, J. Petit, dans son Traité des maladies des os (t. II, p. 395), fait la même remarque. Nous avons trouvé dans un traité des maladies des os de M. Louis (1784, Paris), l'explication suivante de l'hypertrophie du crâne : « A l'égard de la grosseur de la tête elle dépend de la mollesse des os du crâne, de ce que leurs sutures sont membraneuses et de ce que le cerveau, qui reçoit du sang en plus grande quantité que les autres parties à cause de leur affaissement doit augmenter son volume et par conséquent éloigner les sutures et écarter les os du crâne qui le renferment ». Cette hypertrophie du crâne a été du reste admise par presque tous les auteurs modernes. West, dans son traité de maladies d'enfants, Holmes, Giraldès, Bouvier, Gurtl, sont catégoriques à ce sujet. Cependant, dans son compendium de maladies des enfants traduit par Kéraval, le Dr Johann Steiner, fait déjà une restriction à ce sujet : « Tantôt, dit-il, le volume est absolumeut grand, tantôt il parait simplement plus gros, comparé à la diminution de la taille et de la face ».

M. Jules Guérin, sans nier cette hypertrophie du crâne la croit rare et il énonce sa fameuse loi : « Les déformations rachitiques procèdent successivement de bas en haut des os de la jambe aux os de la cuisse, et finalement à la colonne et au crâne. » Et : « le rachitisme crânien n'est pas des plus communs, ce n'est guère qu'à une période avancée de l'altération générale du système osseux qu'il existe à un degré bien prononcé. Au contraire, pour Elsœsser, de Sttugard, « la lésion de la tête, marque le début du rachitisme ».

M. Beylard (Du rachitis, de la fragilité des os, de l'ostéomalacie, 1852) « n'a pas trouvé chez les enfants rachitiques que le crâne fût relativement plus volumineux que chez les autres enfants du même âge ». De même Courtois, dans un consciencieux travail (*Bulletin d'anthropologie, de Paris, 1872*) trouve que l'augmentation du crâne n'est pas commune chez les rachitiques.

II. — *Déformation du crâne dans sa totalité.*

Si on passe au second point de vue : « Y a-t-il déformation générale du crâne ? » les avis sont bien plus partagés. Peu d'auteurs s'en sont du reste occupés, la plupart n'ayant remarqué que l'hypertrophie du crâne.

J. Guérin admet que le rachitisme détermine un allongement dans le sens antéro-postérieur, ou un raccourcissement dans le sens vertical, et ne donne pas du reste de chiffres à l'appui de son dire (*Bulletin Société d'anthropologie*, 1871, p. 121). Johann Steiner admet la dolichocéphalie, quoique cependant les bosses pariétales proéminent fortement (*loc. cit.*, p. 526).

Courtois trouve que la brachycéphalie à ses divers degrés est la règle à tous les âges (*loc. cit.*). Mais cette proposition qui forme le n° 16 de sa conclusion me paraît inconciliable avec celle du n° 10, à savoir que les diamètres crâniens antéro-postérieur, transversal et vertical maxima n'éprouvent aucune modification dans le rachitisme quel que soit l'âge, s'il n'y a pas de modification dans le diamètre transverse, la brachycéphalie ne peut devenir la règle.

III. — *Déformations partielles du crâne.*

Les déformations partielles crâniennes ont aussi été notées par quelques observateurs.

Broca (*Soc. anthropologie*, 1852, p. 24) a trouvé sur dés crânes d'enfants dont le squelette était profondément rachitique une saillie sous-lambdoïdienne considérable. Cette saillie existant avec de nombreux os wormiens, pourrait même faire reconnaître un rachitique, dont les incurvations se seraient redressées.

Pour Giraldès (même séance), cette forme du crâne

pourrait caractériser à elle seule une forme de rachitisme localisé à la tête.

La saillie des bosses pariétales et frontales a été admise par presque tous les auteurs. Guersant (Dict. en 30 vol.), West (Ar. *maladies d'enfants*) et bien d'autres donnent comme caractère classique du rachitisme « le front projeté en avant ». M. le Prof. Fournier dans son livre de la syphilis héréditaire tardive, cite certaines formes du crâne se trouvant plus spécialement dans la syphilis héréditaire et chez les rachitiques syphilitiques, les donnant comme signes probables de syphilis. Ce sont le front olympien, bombé en avant ou à bosselures latérales ou en carène, l'élargisssment transverse du crâne, le crâne natiforme avec rigole médiane à la partie postérieure de la suture sagittale.

Pour MM. Cazin et Iscovesco, le crâne natiforme ne peut être syphilitique qu'au cas très rare où sa forme serait due à des saillies ostéophytiques.

L'asymétrie crânienne a été notée par Vimont (*Tr. de phrénologie humaine et comparée*, t. I, p. 270). Bouvier a rencontré « quelquefois » cette asymétrie chez les rachitiques. Pour Parrot, le rachitisme est cause d'asymétrie et de plagiocéphalie (*Bull. Soc. anthrop.*, p. 76).

Enfin, Gurlt a noté dans le rachitisme le crâne réniforme, c'est à dire rétréci au niveau d'un point de la suture sagittale, comme si le crâne mou avait été comprimé avec un cordon, le crâne étant ainsi divisé en deux parties antérieure et postérieure. Pour Courtois, aucunes de ces déformations ne sont typiques du rachitisme.

IV. — *Altérations anatomo-pathologiques.*

Restent les altérations anatomo-pathologiques. Je ne parlerai pas des altérations osseuses communes à tous les os atteints de rachitisme. Mais quelques points spéciaux signalent le rachitisme crânien et cette partie a été particulièrement bien étudiée.

Les dépôts osseux formés à la surface de la voûte crânienne, déjà signalés par Ackermann en 1794, ont été notés par Wirchow. « Les productions périostales, dit-il, diffèrent de celles qu'on observe sur les os longs en ce qu'elles se développent à la périphérie des os de la voûte, sur leurs bords et au voisinage des sutures quelquefois dans une étendue de un à deux pouces. Grâce à ces formations osseuses nouvelles, les os du crâne offrent, à leur partie centrale, des tubera lisses et polis, et à leur périphérie l'aspect terne et mou de la pierre ponce. Dans certains cas les parties centrales même se recouvrent de productions périostales ».

L'amincissement et la perforation multiple de la paroi crânienne, lésion contraire à la précédente, ont été reconnus depuis longtemps. Vimont, déjà en 1833 (*loc. cit.*), indique chez les rachitiques, les pariétaux et le frontal « percés à jour ». Lucœ (De symetria et asymetria... imprimis cranii, 1839, Marburg), parle également de ce fait.

Mais c'est à Elsœsser, de Stuttgard, qu'il faut rapporter l'honneur d'avoir bien étudié cette lésion qu'il a

nommée cräniotabes. On donne ce nom à l'amincissement des os de la voûte, des pariétaux et de l'occipital
surtout, amincissement pouvant aller jusqu'à la perforation en des points plus ou moins nombreux.

Cette lésion a été regardée comme spéciale à la syphilis par les Prof. Parrot et Fournier qui en ont voulu conclure que la syphilis était la cause du rachitisme. Mais
beaucoup d'auteurs repoussent cette théorie, et dernièrement M. Cazin, dans son mémoire publié en collabora-
tion avec M. Iscovesco, se refuse à voir dans le cräniotabes un signe de syphilis.

L'épaississement des os a été noté par J. Guérin et
Gurlt.

Bouvier enfin a montré le retard dans la formation
des sutures ; elles resteraient longtemps imparfaites et
la suture frontale se fermerait plus tardivement.

CHAPITRE IV

CÉPHALOMÉTRIE CHEZ LES RACHITIQUES

Nous allons examiner, successivement les différentes courbes et diamètres comme chez l'enfant sain, les comparant aux chiffres précédemment donnés.

I. — *Courbe horizontale totale.*

Les courbes horizontales totales chez les rachitiques, nous donnent une moyenne représentée par les chiffres suivants :

```
11 enfants rachitiques 2 à 3 ans, ont courbe horizontale totale 467, maximum 508, minimum 427
 7      —          3 à 4        —            —          491   —   515   —   478
 9      —          4 à 5        —            —          492,9 —   512   —   472
 6      —          5 à 6        —            —          499,8 —   538   —   480
 3      —          6 à 7        —            —          511   —   540   —   486
```

Si on compare ce tableau à celui présenté chez les enfants normaux, on voit qu'ils n'en sont pas fort différents ; à 2 ans, 469 de tour de tête ; à 3 ans, 472 (ici différence) ; à 4 et 5 ans, 497,9 ; à 6 et 7 ans, 501 (ici encore différence de 10 cent.). Ces chiffres sont peu inférieurs à ceux des rachitiques. Les chiffres extrêmes sont aussi différents chez les enfants non rachitiques, et on voit chez ceux-ci des écarts aussi grands dans la grosseur de la tête.

Comment alors la plupart des cliniciens ont-ils fait une appréciation exagérée sur le volume du crâne? c'est que le rachitisme amène une diminution et même, quand il est intense, un arrêt dans le volume du corps ; la tête continuant à se développer, n'est guère plus grosse que chez d'autres enfants du même âge, mais elle est très grosse relativement au corps. Et l'observateur qui ne mesure pas prend justement le corps pour terme de comparaison.

Si le rachitisme est aigu, intense, généralisé, grave, fébrile, la tête parait participer à l'arrêt de développement de tout le corps. C'est ce que montrent les minimuns inscrits plus haut.

Le nº 3, âgé de 2 ans 1/2, n'a que 430 de tour de tête, au lieu d'une moyenne de 467, mais il est petit et maigre (4 kil. 900), enfin très gravement atteint puisqu'il meurt de rachitisme.

Le nº 5, âgée de 2 ans 1/2, n'a que 427 de tour de tête. Peu de déformations, mais petite pour son âge ; rachitisme aigu, diarrhée.

Le nº 12, âgé de 2 ans, n'a que 459 de tour de tête. Rachitisme aigu, dyspnée, mauvais état général.

Ce sont là les trois plus malades du tableau, tous trois avec fièvre rachitique à pronostic réservé. Les suivants, quoique non en danger de mort, sont cependant gravement atteints. Dans un seul cas le tour de tête n'est pas diminué, c'est le nº 10, âgé de 2 ans ; il est chétif, malingre, il a cependant 473 de tour de tête. Mais le nº 18, âgé de 3 ans 1/2, chétif aussi, a 480 au lieu d'une moyenne de 490 ; le nº 19, un peu souffrant comme état général, a 478. Le n° 41, qui a le minimum (472) parmi les enfants de 4 à 5 ans, est également celle qui se porte le moins bien dans le dortoir des filles.

Le n° 31 enfin à 7 ans 1/2, n'a que 474 de tour de tête, mais est chétif et très petit pour son âge (81 cent. de hauteur).

Mais dira-t-on, si on enlevait ces courbes minima qui s'expliquent aisément par l'arrêt d'accroissement, on aurait alors une moyenne bien plus forte pour les autres, et les têtes de rachitiques seraient ainsi grossies d'une façon absolue. Cette opération n'est pas légitime, car il faudrait comparer à des séries d'enfants chez qui on aurait enlevé les courbes minima ; et alors le résultat ne serait pas sensiblement différent du précédent.

II. — *Indice céphalique.*

Les indices céphaliques chez les rachitiques nous donnent des résultats bien nets et faciles à expliquer.

De 2 à 3 ans, 11 enfants. Indice moyen			83,57
3 à 4 — 7 —	—	—	81,06
4 à 5 — 9 —	—	—	83,60
5 à 6 — 6 —	—	—	83,75
6 à 7 — 5 —	—	—	85,13
7 et 8 — 4 —	—	—	86,68

les moyennes sont toutes bien plus fortes que celles des enfants normaux en général, de deux degrés et plus pour les deux derniers chiffres.

On est donc en droit de conclure que : « le rachitisme amène la brachycéphalie. »

Examinant les indices un à un nous voyons que tous ne sont pas brachycéphales.

A. Parmi les causes de dolichocéphalie, une est tout d'abord à noter c'est la scaphocéphalie. Ou la suture sagittale est soudée dans toute sa longueur, et alors le crâne ne peut se développer que dans le sens de sa longueur, ou bien cette soudure ne s'effectue qu'en un seul point et alors on a une dépression donnant au cerveau un aspect réniforme et augmentant aussi sa longueur ; il est évident que sur de tels crânes le rachitisme ne peut amener la brachycéphalie. Le 20, âgé de 3 ans et 1/2 est un exemple excellent ; les déformations rachitiques sont accentuées, mais néanmoins l'accroissement de la tête n'a porté que sur le diamètre antéro-postérieur (indice 73,77), le sujet étant scaphocéphale. La tête du reste n'a pas diminué de volume, la circonférence horizontale marquant 515.

Le n° 29 (7 ans) qui a 75,80 d'indice est également scaphocéphale.

Le n° 13 (2 ans) qui a 80 d'indice, le 44 qui a 81,81 d'indice, le 46 qui a 81,87 ont une dépression réniforme peu accentuée, le 26 avec 76,53 d'indice en a une très intense.

B. Mais cette cause n'existe pas sur tous les crânes rachitiques ayant un faible indice.

Plus le rachitisme est ancien, plus la brachycéphalie a de tendance à être accusée. C'est en effet de un à trois ans qu'on trouve le plus grand nombre d'indices faibles. Sur 13 enfants :

Le 1,   1 an et 1/2 a 75,37 d'indice.
    6,   2 ans a   81   —
    11,   2 —   80,70   —
    13,   2 —.   80   —

Sur 7 enfants de 3 ans, un seul a 81,08, le n° 20 qui a 73,77 étant pathologique. Sur 9 enfants de 4 à 5 ans deux ont 80,90 et 75,55 ; six enfants de cinq à six, cinq de 6 à 7, quatre de 7 à 8 ne nous donnent que des indices dépassant 81,5 abstraction faite des crânes scaphocéphales précités.

Plus les enfants sont âgés moins par conséquent on trouve d'indices faibles et plus la moyenne est forte.

C. L'examen approfondi des indices nous fournit enfin les trois conclusions suivantes :

1° Le rachitisme grave aigu amène la brachycéphalie même sans déformations accentuées ;

2° Plus le rachitisme est déformant plus il est généralisé à tout le système osseux, plus la brachycéphalie est accentuée ;

3° Le rachitisme partiel localisé ne donne pas lieu à la brachycéphalie.

1° Les n°ˢ 3, 5, 10 et 12 sont atteints de rachitisme aigu à pronostic grave sans déformations : ils ont 85,28 85,71 et 87,26 d'indice. Ce sont les chiffres les plus forts dans la série de 2 à 3 ans ;

Le n° 18 a des déformations peu prononcées mais un état général assez mauvais, d'où 84,06 d'indice. De même du 19 qui a 85,18 ; et de même du 31 qui a 85,35. On se rappellera que ces numéros sont justement ceux

sur lesquels nous signalions une diminution de la circonférence horizontale totale.

2° Les moins déformés sont ceux qui ont le moindre
indice, si le rachitisme n'est pas aigu fébrile.

En effet, le 4, le 7, le 9, ont de légères déformations
et de faibles indices ; de même pour le 15 et le 36. Le
27 et le 47 seuls ont un indice relativement fort malgré
de faibles lésions (84,35 et 84,11). Les autres qui ont des
déformations intenses ont au contraire un indice très
fort. Il suffit de lire le tableau et les annotations pour
s'en rendre compte. Les deux seules exceptions sont
fournies par la scaphocéphalie et l'âge récent du rachitisme comme nous l'avons montré plus haut. L'exemple
le plus démonstratif est celui du 32, qui offre au maximum la tête du rachitique. C'est l'indice le plus fort,
c'est aussi le plus déformé ; sa tête, moyenne pour son
âge, est grosse si on la compare au corps.

Comme conclusions générales le rachitisme amène
donc la brachycéphalie. Mais il en est ici comme dans
toute clinique médicale, il existe, croyons-nous, une tête
de rachitique, et nous ne la trouvons avec tous ses caractères distinctifs que chez un petit nombre de sujets. Mais
une maladie ne se trouve avec tous ses symptômes que
dans un petit nombre de cas types. Exemple : l'ataxie loco-
motrice ; et de ce que tous les caractères n'existent pas
chez tous les tabétiques on n'en nie pas pour cela l'ataxie.
Dans le cas présent, le rachitisme amène la brachycéphalie, mais il ne l'amène pas dans tous les cas, on ne doit
pas cependant nier cette brachycéphalie puisqu'on la retrouve constamment en faisant la moyenne des indices ; et

puisqu'elle existe surtout dans le rachitisme généralisé à tous les os ;

3° Le rachitisme partiel n'amène pas ordinairement de brachycéphalie.

Le n° 25 avec un indice de 75,55 a un rachitisme absolument limité à des tibias en lames de sabre ; il n'a pas du reste de scaphocéphalie réniforme.

Le 38 avec une poitrine en carène, seul reste d'un rachitisme guéri, n'a que 81,90.

Le 48 avec des tibias en lames de sabre, reste d'un rachitisme ancien a 77,52.

Comme exception, le 37 a 83,90 d'indice et seulement la poitrine déformée.

La brachycéphalie persiste-t-elle chez le rachitique guéri ? Nous avons vainement cherché des sujets dans les hôpitaux d'adultes : les rachitiques guéris sont rares. Mais cette question peut être résolue par l'étude des crânes des muséums, presque tous crânes d'adultes. Nous l'étudierons dans le chapitre suivant.

III. — *Bosses frontales et indice métopique.*

Le front des rachitiques est-il plus bombé que celui des enfants à l'état normal ? Nous avons mesuré le diamètre antéro-postérieur métopique d'un certain nombre de rachitiques, et pris l'indice métopique, comme il a été expliqué plus haut ; nous avons eu les résultats suivants :

9 rachitiques de 2 à 4 ans ont une indice frontal moyen de 97,92, tandis que 8 enfants sains du même âge ont 98,3.

5 rachitiques de 5 à 6 ans ont un indice moyen de 98,85, tandis que 6 enfants sains ont 98,45.

4 rachitiques de 5 à 6 ans ont 98,3 d'indice moyen, tandis que 5 enfants normaux ont 97,78 ; enfin un rachitique de 6 ans a 98,20, un de 8 ans, 96,40 (le n° 32), tandis que 7 enfants de 6 à 7 ans ont 98,28.

On voit que ces résultats sont très rapprochés ; l'indice des rachitiques est tantôt un peu plus fort tantôt un peu plus faible que celui des enfants normaux. On peut en conclure que « le rachitisme n'exagère pas la saillie des bosses frontales, caractère normal de l'enfance ». Cela est d'autant plus vrai qu'en consultant le tableau, les indices frontaux les plus faibles ne correspondent pas aux brachycéphalies les plus accentuées ni aux déformations rachitiques les plus intenses, sauf une exception, celle du n° 32.

IV. — *Déformations partielles.*

Les déformations crâniennes sont-elles plus fréquentes chez les rachitiques ? Sur 48 rachitiques, nous avons relevé 3 crânes plagiocéphales, 2 scaphocéphales, et 4 crânes réniformes, dont 3 légèrement. Or sur 82 têtes normales, nous avons trouvé 7 plagiocéphales, ce qui montre que la plagiocéphalie n'est pas plus fréquente chez les rachitiques qu'ailleurs. Il y avait 5 scaphocéphalies accentuées, réniformes ou non. Or sur les rachitiques il y a bien 6 scaphocéphalies et crânes réniformes, mais là-dessus 3 le sont très légèrement, et à ce faible degré il a très bien pu passer inaperçu dans l'examen des têtes normales. En résumé la scaphocéphalie ne paraît pas plus fréquente chez les rachitiques. Il en est de même de l'asymétrie crânienne.

Nous avons pris également les indices faciaux, mais ils ne nous ont rien fourni.

CHAPITRE V

ALTÉRATION DU CRANE DE CAUSE RACHITIQUE

Aux musées Dupuytren et de Clamart, et à l'École d'anthropologie, nous avons pu étudier 31 crânes de rachitiques et sur ce nombre nous en avons mesuré 23, les autres étant incomplets; relevant leurs particularités, on trouve des résultats d'un grand intérêt.

I. — *Circonférence horizontale totale.*

La circonférence horizontale ne paraît pas dépasser la normale. En effet, Topinard donne comme moyenne pour l'homme haut de 1 m. 65 le nombre 525,6 ; pour la femme plus petite de 12 cent., 498. Les nombres donnés par le tableau ne dépassent guère, il est vrai, cette moyenne. Mais si on considère que l'on a affaire ici surtout à des rachitiques ayant atteint le maximum de déformations, dont beaucoup ont une taille au-dessous de un mètre, les résultats changent. Le mieux est ici de comparer le volume de la tête non à la taille, mais à un des os les moins malades, l'humérus, par exemple. L'humérus d'un homme d'une taille de 1 m. 65 a une longueur moyenne de 32 c. 24 ; étant donnée la longueur de l'humérus d'un rachitique, on peut donc trouver un chiffre représentant sa taille dans le cas où les autres déformations n'auraient pas été plus intenses qu'au bras. Si alors on compare ce nombre au volume de la tête, on voit que chez les rachitiques adultes guéris, la tête a été frappée d'un arrêt de développement moindre que celui des os les moins atteints, l'humérus par exemple. Elle est donc grosse, non seulement pour le corps qui la supporte, mais encore relativement aux parties les plus développées. Les résultats sont bien indiqués par les nombres suivants : 4 hommes rachitiques ont une moyenne de circonférence hozizontale totale de 498, 15 femmes de 497,8. Mais leur taille est chez tous inférieure à la moyenne. Même si la taille était proportionnée à leurs bras, elle serait cependant de beaucoup inférieure à la moyenne. Pour les 10 premiers, par exemple, on aurait alors 1 m. 33, 1 m. 43, 1 m. 31, 1 m. 43, 1 m. 63, 1 m. 27, 1 m. 22, 1 m. 43, 1 m. 33, 0 m. 70.

II. — *Indices céphaliques.*

Les indices céphaliques sont ici plus faibles que chez les enfants. 22 adultes ont une moyenne de 81,48. Un sujet seul a un fort indice : c'est le n° 10, avec 90,7 ; c'est un enfant de 6 ans en puissance de rachitisme. On peut donc conclure que la brachycéphalie tend à se corriger dans la croissance, peut-être par le développement des sinus frontaux, mais qu'elle persiste toujours chez les

rachitiques, qui sont sous-brachycéphales (81,48) au lieu
d'être mésaticéphales (79,50).

III. — *Diamètre métopique.*

Le diamètre métopique maximum est presque toujours inférieur à l'antéro-postérieur maximum. Dans
6 cas sur 22, il lui est légèrement supérieur. On voit donc
ici que le front est conformé comme chez la moyenne
des individus, et que pas plus chez l'adulte que chez l'enfant, la proéminence du front ne constitue un caractère
propre au rachitisme.

Le diamètre frontal minimum, les courbes médianes
frontales, pariétales et occipitales, les diamètres bizygo-
matiques et la hauteur spino-alvéolaire ne nous ont rien
présenté de particulier à signaler.

IV. — *Anomalies crâniennes.*

Sur les 31 sujets dont l'observation est rapportée plus
loin, nous avons trouvé 6 dépressions natiformes.

Cette proportion est considérable sur ces 5 cas 3 avaient
des ostéophytes; petits points osseux, ronds, et de la
grosseur d'une lentille, mais ces ostéophytes étaient rares,
et la dépression était uniquement due à la saillie des
bosses pariétales. Cette saillie est du reste loin d'exclure
celle de l'occipital puisque ces crânes ont dans la série
une moyenne d'indices relativement faibles.

La complication des sutures est un fait fréquent. Nous
l'avons trouvée 10 fois, mais il faut noter qu'ici nous
avons affaire à des séries d'individus généralement très

âgés et que, par suite, les sutures sont souvent effacées. Néanmoins sur le seul sujet jeune, le n° 10, les sutures ne sont pas compliquées.

La présence de petits os wormiens siégeant principalement dans la suture lambdoïde paraît exister dans 8 cas. Ce qui est beaucoup, étant donné l'âge des sujets.

Dans 6 cas les trous pariétaux ont été trouvés fort élargis.

La saillie de l'occipital en arrière n'est nette que chez 3 sujets, le 5, le 21 et le 31.

Broca lui avait attribué une grande valeur pour le diagnostic du rachitisme. Mais ce caractère peut s'atténuer dans l'âge adulte, et, de plus, il doit paraître moins saillant sur un crâne sec que sur un frais.

Nous n'avons pas trouvé de crâniotabes, mais cette lésion ne doit exister que chez les sujets jeunes en puissance de rachitisme.

Un caractère important est la persistance de la suture métopique que nous avons retrouvée 8 fois. Généralement elle ne persiste que dans une faible partie inférieure ou supérieure. En quelques cas on la retrouve dans la totalité ; or sur le crâne normal on ne la retrouve que dans le dixième des cas.

Un point intéressant est la persistance partielle à sa partie externe de la suture qui sépare la pièce occipitale de l'écaille occipitale ; cette suture se fermerait vers l'âge de 4 à 5 ans pour Topinard. Or, nous l'avons retrouvée en 7 cas, dans une étendue de quelques centimètres seulement, il est vrai.

Nous avons gardé en dernier lieu un caractère qui peut expliquer toutes les déformations crâniennes que nous venons de passer en revue. C'est le défoncement de l'occiput par la colonne vertébrale. Nous l'avons trouvé notable dans 5 cas : nos 4, 15, 16, 17, 31 sur 9 crânes qu'il nous a été possible d'examiner à l'intérieur. Cette déformation est typique sur le crâne n° 31 que M. Manouvrier a décrit au congrès d'Oran 1888. En examinant ce crâne à l'intérieur on trouve, l'apophyse basilaire et les parties latérales de l'occipital attenantes aux trous condyliens, sur le même plan que le rocher. Celui-ci est abaissé ; son bord supérieur est horizontal, presque transverse. Les fosses occipitales sont planes. La colonne vertébrale a pressé sur la partie inférieure et l'a enfoncée dans le crâne.

Cette action est bien visible sur les condyles de l'occipital qui sont plans. Dans les 4 autres cas le défoncement est moins accentué ; mais dans 3 cas, 537, 521 et 517, il est encore très net ; sur le n° 524 il est peu accentué. Deux crânes de sujets atteints de mal de Pott, ne nous ont pas présenté cette déformation.

Un crâne de rachitique par contre, le n° 6, offre une déformation inverse. Ici les fosses occipitales sont fortement concaves et très inférieures par rapport à la partie antérieure du crâne. L'apophyse basilaire est très oblique par rapport au plan du trou basilaire, le sphénoïde paraît surélevé. Toutes ces déformations s'expliquent en regardant l'attitude du cou fortement renversé en arrière ; de telle sorte qu'on voit très nettement sur ce squelette la partie antérieure de la colonne vertébrale presser sur l'extrémité antérieure de l'apophyse basilaire et même le sphénoïde, occasionnant une déformation inverse de la précédente.

Ce défoncement pourrait expliquer l'écartement des pariétaux plus fort que celui de l'occipital qui peut exister aussi : d'où brachycéphalie. Et cependant comme il n'y aurait pas hypertrophie du crâne l'augmentation de la circonférence horizontale totale serait faible. Dans les rares cas où préexisterait une suture sagittale partielle ou totale (scaphocéphalie) le crâne ne céderait que dans le diamètre antéro-postérieur. Ce fait expliquerait également le retard dans la soudure des sutures métopique et inter-occipitale, la dépression natiforme, enfin la persistance d'os wormiens.

Cette théorie a pour elle qu'elle est seule possédant des faits à son actif. On pourrait penser à l'hydrocéphalie, mais on ne l'a point notée à l'autopsie, à l'hypertrophie cérébrale mais il n'y a pas de cas d'autopsie absolument affirmatifs. Il faudrait, il est vrai, pour juger cette question, connaître le poids du cerveau d'enfants sains suivant les âges ; comparer le poids du cerveau de rachitiques de même âge, faire intervenir le facteur poids de l'enfant : c'est là un travail nécessitant un nombre considérable d'autopsies.

Contre elle la théorie a surtout le petit nombre de faits, d'autant plus que dans le cas le plus intense (n° 31), bien que le rachitisme soit affirmé par M. Doutrebente, le seul fémur annexé au crâne ne présente pas d'incurvation mais simplement un abaissement de la tête et du col. On ne peut ici que regretter la difficulté qu'on a dans les musées de France à pouvoir faire autre chose qu'à considérer les pièces.

1. — Des Enfants-Assistés, fille âgée de un an et demi, a peu de rachitisme ; elle est forte, solide, n'a pas de symptômes généraux. Comme lésions rachitiques, épiphyses articulaires un peu gonflées, poitrine légèrement en carène.

2. — Idem, âgée de 2 ans et 2 mois. Bon état général.
Lésions : épiphyses gonflées. Gros ventre.

3. — Idem, 2 ans et demi. A un rachitisme aigu, grave ; gros ventre, diarrhée, cachexie. La malade ne pèse que 4 kilogr. 900, tandis que le n° précédent âgé de quatre mois de moins pèse 9 kilogr. 075 et le n° 1, 7 kilogr. 125.
Les lésions sont des tibias en lames de sabre ; la poitrine en carène. L'enfant est morte quelques semaines après de rachitisme.

4. — Hôpital Trousseau ; fille âgée de un an et demi. La santé est excellente. Le rachitisme très léger se borne au gonflement des articulations du poignet. L'indocilité de la malade n'a permis de prendre que deux mesures.

5. — Idem. Fille âgée de 2 ans. A la grosseur d'un enfant de neuf mois. État général grave : diarrhée, anorexie. Comme déformations, nouures légères, cyphose légère.

6. — Idem. Garçon âgé de 2 ans. Déformations assez accentuées : nouures, cyphose, poitrine en carène, gros ventre. Front bombé au milieu, fuyant latéralement.

7. — Idem, âgé de 2 ans et demi. Rachitisme accentué ; Nouures, cyphose, courbures des bras et des membres inférieurs. Mais l'état général est satisfaisant.

8. — Idem, âgé de vingt-trois mois. Déformations légères, nouures, gros ventre. A un ganglion scrofuleux suppuré.

9. — Idem, âgé de 4 ans. Déformations sur le corps seulement, pas de courbure des membres : cyphose, poitrine en carène.

Bon état général.

10. — Garçon âgé de 2 ans ; mauvais état général ; diarrhée, amaigrissement, anorexie, est très chétif. Comme déformation a le chapelet. Gros ventre. La tête présente une forte plagiocéphalie gauche.

11. — Fille âgée de 2 ans, venue à Berck le 15 août 1888. Déformation marquée des membres inférieurs.

Les extrémités inférieures des jambes ont une courbure très prononcée à concavité inférieure. Thorax moyennement évasé, pas de gros ventre. L'état général est très bon.

12. — Garçon âgé de 2 ans, à Berck depuis le mois de juin 1888, c'est le fils d'un ancien scrofuleux de Berck. Les déformations sont légères aux tibias, mais il a le chapelet et le thorax évasé. Il a un gros ventre, est sujet à de fortes diarrhées. Depuis son arrivée, il a eu trois fois des accès de fièvre de 39° à 40° durant deux à trois jours et s'acompagnant de dyspnée intense sans que l'auscultation fît découvrir autre chose que quelques râles peu nombreux. Il est actuellement à l'infirmerie pour un troisième cas de dyspnée fébrile. Très mauvais état général.

13. — Garçon âgé de 2 ans, à Berck depuis le mois de juin 1888. A très peu de déformations ; la poitrine est en carène

et le ventre est gros. L'état général est bon. Le crâne présente ceci de particulier qu'il est réniforme. En effet à la hauteur de la ligne biauriculaire le crâne est resserré par une dépression transverse s'étendant à toute sa largeur.

14. — Garçon âgé de 2 ans, venu à Berck depuis le mois de juillet 1888. Incurvation des extrémités inférieures des deux jambes, courbure à concavité interne, chapelet costal léger. Bon état général, sauf de temps en temps légères diarrhées.

15. — Garçon âgé de 3 ans, à Berck depuis la mi-juillet 1888. Peu de déformation sauf le gonflement des épiphyses et les membres inférieurs arqués. Chapelet rachitique et gros ventre. Bon état général.

16. — Fille âgée de trois ans, à Berck depuis le 22 juin 1888. Rachitisme très accentué : déformation des jambes très forte.

17. — Garçon âgé de 3 ans, à Berck depuis mars 1888. Début de la maladie il y a cinq mois. Rachitisme léger se bornant au gonflement des épiphyses et à un genu valgum très accentué.

18. — Fille âgée de 3 ans et demi. Arrivée le 11 mai 1888. Déformations peu prononcées : courbure légère de l'extrémité inférieure des jambes à concavité interne. Face maigre, chétive, vieillote. Eczéma des narines et de l'oreille gauche.

19. — Fille âgée de 3 ans et demi, à Berck depuis août 1888. Peu de déformations, chapelet costal, gros ventre. Mais l'enfant ne peut se tenir sur ses jambes qui sont complètement dépourvues de forces. Diarrhées par intervalles ; mais se porte assez bien.

20. — Garçon âgé de 3 ans et demi, arrivé en avril 1888,

Déformations assez prononcées : incurvation des fémurs, courbure assez prononcée de l'extrémité inférieure des jambes à concavité interne. Ventre assez volumineux. Comme elle a eu la rougeole en juillet elle est un peu maigre et pâle. Mais mange bien et son état général est bon.

Occiput fortement porté en arrière. Le front est bombé mais fuyant sur les parties latérales. Est scaphocéphale.

21. — Garçon âgé de 3 ans et demi, arrivé en mars 1888. Peu de déformations sauf un genu valgum accentué. Un gros ventre.

22. — Garçon âgé de 4 ans, à Berck depuis décembre 1887. A un gros ventre, un thorax évasé, des épiphyses volumineuses, un genu valgum double.

23. — Garçon âgé de 4 ans. Déformations avancées, tibias en lame de sabre Chapelet rachitique. Ventre gros. Impétigo des narines et des commissures labiales.

24. — Garçon âgé de 4 ans. Depuis un an à Berck, rachitisme accentué, tibias en lames de sabre.

25. — Garçon âgé de 4 ans et demi. Le rachitisme est limité aux tibias qui sont en lames de sabre. L'enfant est doué d'une forte constitution et a un bon état général malgré la coqueluche qu'il a actuellement.

26. — Garçon âgé de 4 ans et demi. Déformations nettes, jambes à convexité antérieure et externe. Bon état général. Le crâne paraît allongé mais est réniforme, offrant à sa partie médiane un rétrécissement transverse assez accentué. Le maximum d'élévation et de développement de la tête est postérieur à cette dépression.

27. — Garçon âgé de 4 ans et 1/2 a des déformations légères ; les jambes sont faiblement convexes antérieurement, un peu de scoliose Gros ventre.

28. — Garçon âgé de 6 ans. Jambes légèrement concaves en dehors ; mais poitrine très déformée, en carène, avec sternum saillant.

29. — Garçon âgé de 7 ans. N'a comme déformations qu'un genu valgum. N'a pas de gros ventre. Bon état général sauf un peu d'eczéma aux oreilles ; a un frère rachitique.

Le front est peu large, la tête allongée, les faces latérales du crâne verticales, aspect scaphocéphale.

30. — Garçon âgé de 7 ans. Déformations accentuées. Jambes convexes antérieurement, articles gonflés. Mais fort et solide et bon état général.

31. — Garçon âgé de 7 ans et 1/2. Peu de déformations. Léger genu valgum, poitrine un peu en carène. Mais l'enfant est maigre et chétif, il est petit pour son âge, mesurant à peine 85 centimètres.

32. — Louis Hennequin, âgé de 8 ans. Venu le 3 avril 1888. Sujet très remarquable. Les déformations effrayantes rappellent celles de l'ostéomalacie. Les membres supérieurs et inférieurs sont absolument retournés, à tel point qu'il faut chercher et tâtonner pour trouver la situation exacte des genoux. Il est très petit pour son âge ; son corps est celui d'un enfant de 4 ans. Sur ce petit corps sa tête paraît énorme ; le front est proéminent mais fuyant latéralement ; il existe une légère plagiocéphalie droite. Cet enfant est extrêmement intelligent : il étonne par la vivacité de ses demandes et de ses réponses.

33. — Garçon âgé de 5 ans et 1/2. Hôpital Trousseau. Venu

valgum. Épiphyses gonflées. Assez bon état général, mais petit pour son âge. Front olympien.

34. — Garçon âgé de 6 ans. Genu valgum double. Épiphyses très volumineuses. Ventre gros, mais mange bien, pas de diarrhée. Bon état général.

35. — Garçon âgé de 5 ans, Enfants-Assistés. Ventre énorme, poitrine en carène, mais rien aux extrémités. Occiput paraît saillant.

36. — Garçon âgé de 6 aus. Déformations légères ; genu valgum peu intense, jambes faiblement convexes en avant. Poitrine un peu en carène. Fort garçon.

37. — Garçon âgé de 13 ans. Poitrine très fortement en carène, mais aucune autre lésion. C'est du reste une lésion ancienne. Actuellement le rachitisme est guéri, le garçon est fort et bien portant.

38. — Garçon âgé de 15 ans, bien portant. Rachitisme ancien et borné à une poitrine en carène ; garçon actuellement fort et bien portant. Va quitter Berck, guéri.

39. — Fille âgée de 4 ans, à Berck depuis le 13 juillet 1888. Rachitisme très accentué : tibias convexes en dehors, épiphyses très gonflées. Plagiocéphalie gauche antérieure.

40. — Fille âgée de 4 ans, à Berck depuis avril 1888. Rachitisme net, jambes convexes antérieurement, avant-bras fortement concaves, marche difficilement. Front très proéminent.

41. — Fille âgée de 4 ans, venue en août 1888. Rachitisme intense ; genu valgum double très accentué. Ventre gros. Poitrine en carène. Front est bombé, fuyant latéralement. La tête est acrocéphale.

42. — Fille âgée de 5 ans. Déformations intenses. Genu valgum double. Tibias fortement convexes antérieurement, cuisses idem. Poitrine en carène.

43. — Fille âgée de 5 ans, venue le 11 mai 1888. Déformations accentuées ; genu valgum droit, tibias convexes. Marche difficilement. A de la scrofule ganglionnaire.

44. — Fille âgée de 5 ans. Déformations accentuées, jambes concaves en dehors, cuisses à convexité externe. Crâne à dépression réniforme légère, cependant paraît plutôt acrocéphale que dolichocéphale.

45. — Jeune fille âgée de 6 ans, à Berck depuis 11 juin 1886 : ne marchait pas alors. Maintenant elle marche et se redresse. Néanmoins elle a un genu valgum gauche très prononcé, les cuisses convexes antérieurement, la poitrine en carène. Le front est bombé et large, la tête carrée et élevée typique.

46. — Jeune fille âgée de 6 ans, a un rachitisme accentué : jambes et cuisses tordues, poitrine en carène, gros ventre. Petits ganglions sous-hyoïdiens et carotidiens. Légère dépression réniforme de la tête.

47. — Jeune fille de 6 ans, venue le 13 juillet 1888. Léger rachitisme, scoliose droite légère, jambes un peu en dehors. Léger engorgement des ganglions cervicaux.

48. — Fille âgée de 11 ans, à l'hôpital Trousseau, rachitisme ancien et partiel : les deux tibias sont en lame de sabre depuis son enfance ; il n'y a point de gonflement articulaire ; pas de cyphose ni de poitrine en carène. Mais le teint est jaune et la malade est anémique.

Nos	Âge	Circonférence horiz. totale	Diamètre ant.-post. maximum	Diamètre métopique	Indice métopique	Diamètre transverse maximum	Indice
1	1 an 1/2	461	162	...	....	122	75,37
2	2 ans 2 mois	466	156.5	...	....	130	83,33
3	2 ans 1/2	430	142	...	....	121	85,28
4	1 an 1/2	»	153	...	....	126	82,85
5	2 ans	427	140	...	....	120	85,71
6	2 ans	471	164	...	....	133	81
7	2 ans 1/2	461	157	...	....	130	82,10
8	2 ans	482	166	...	....	131	79,50
9	4 ans	488	168	...	....	136	80,90
10	2 ans	473	157	...	....	137	87,26
11	2 ans	467	161	163	(98,75)	130	80,70
12	2 ans	459	154	156	(98,75)	132	85,71
13	2 ans	496	170	175	(97,20)	136	80
14	2 ans 1/2	508	168	170	(93,90)	149	88,69
15	3 ans	493	166,5	174	(95,70)	135	81,03
16	3 ans	486	162	165	(98,25)	139	85,80
17	3 ans	493	158	...	....	148	93,70
18	3 ans 1/2	480	160	164.5	(97,25)	134.5	84,06
19	3 ans 1/2	478	162	166	(97,60)	138	85,18
20	3 ans 1/2	515	183	185	(98,95)	135	73,77
21	3 ans 1/2	493	165	...	....	140	84,84
22	4 ans	501	164	165	(99,45)	144	87,80
23	4 ans	483	164	...	....	139	84,75
24	4 ans	493	168	170	(93,85)	143	85,11
25	4 ans 1/2	510	180	182	(98,9)	136	75,55
26	4 ans 1/2	512	179	...	....	137	76,53
27	5 ans	495	166	...	....	140	84,35
28	6 ans	512	171	...	....	148	86,54
29	7 ans	524	186	...	....	141	75,80
30	7 ans	510	170	...	....	146	85,88
31	7 ans 1/2	474	157	...	....	134	85,35
32	8 ans	506	160	166	(96,40)	159	99,37
33	5 ans 1/2	517	173	180	(96,70)	144	83,26
34	6 ans	520	174.5	...	....	148	84,84
35	5 ans	538	184	...	....	151	82,06
36	6 ans	540	184	...	....	151	82,06
37	13 ans	518	174	...	....	146	83,90
38	15 ans	523	180	...	....	146	81,11
39	4 ans	477	162	163	(99,45)	136	83,95
40	4 ans	495	164	168	(97,65)	136	82,92
41	4 ans	472	151	...	....	144	95,36
42	5 ans	483	161.5	164	(98,54)	138	85,44
43	5 ans	486	160	163	(93,20)	137	85,62
44	5 ans	480	165	166 5	(99,18)	135	81,81
45	6 ans	486	160	163	(98,20)	142	88,74
46	6 ans	498	171	...	....	140	81,87
47	6 ans	512	170	178	(95,50)	143	84,11
48	11 ans	508	178	...	....	138	77,52

MUSÉE DUPUYTREN

1. — 531. Vieille femme ; rachitisme extrême et généralisé à tout le corps, les membres supérieurs sont fortement atteints. Bassin déformé en cœur de carte à jouer. Taille 86 cent.

Les sutures sagittale et lambdoïde sont effacées, la coronale est en voie d'effacement dans l'étendue de 3 à 4 cent. à la partie inférieure. Dépression natiforme au tiers postérieur de la gouttière sagittale.

2. — 531 A. Homme adulte, rachitisme s'est porté sur les membres inférieurs et la colonne vertébrale qui sont très déviés. Au milieu de la suture sagittale de petits ostéophytes : les deux trous pariétaux sont très larges. La suture lambdoïde est compliquée. Dépression natiforme à la partie postérieure de la suture sagittale.

3. — 531 B. Femme âgée de 24 ans, hauteur de 88 cent. Les membres supérieurs et inférieurs sont frappés d'arrêt de développement ; il existe une cyphose très accentuée.

Le crâne paraît normal. L'intérieur n'offre rien de spécial.

4. — 524 A. Femme rachitique. Déformation légère sauf scoliose très marquée de la colonne vertébrale.

Suture sagittale effacée dans sa moitié antérieure. Suture coronale compliquée. Les parties latérales du trou occipital paraissent légèrement surélevées dans l'intérieur du crâne.

5. — 522. Homme de 30 ans. Scoliose dorso-lombaire très intense, les membres supérieurs ne sont pas déformés, les inférieurs ont subi une déformation moyenne ; taille 1^m,35 cent.

L'occipital est saillant en arrière. On y voit de chaque côté, en dehors dans une étendue de 3 à 4 cent. la persistance d'une suture séparant l'occipital en occipitaux supérieur et inférieur. Sutures sont très compliquées : on voit des os wormiens à la suture lambdoïde : les trous pariétaux sont élargis. Les fosses occipitales sont normales.

6. — 523. Vieille femme fortement rachitique ; scoliose dorso-lombaire très intense, crâne épais et spongieux, sénile. Sutures sont bien conservées et compliquées d'os wormiens nombreux à la suture lambdoïde.

Les fosses occipitales sont très concaves et profondes, l'apophyse basilaire est fortement inclinée, sur le plan du trou occipital. Ces déformations peuvent s'expliquer par l'attitude de la femme dont la tête regarde en haut ; les vertèbres cervicales ayant subi une forte déformation à convexité antérieure, sont venus appuyer sur le crâne antérieur par l'intermédiaire du sphénoïde. Ce dernier se sera enfoncé dans l'intérieur du crâne ; et l'apophyse basilaire le suivant sera devenue plus inclinée.

7. — 521. Vieille femme à scoliose intense, et membres inférieurs très déformés. La suture métopique est conservée dans sa moitié inférieure tandis que la coronale est effacée dans sa moitié inférieure ; les sutures lambdoïdes sont en voie d'efface-ment.

Le trou pariétal droit est large.

8. — 517 B. Vieille femme à membres inférieurs très forte-ment déviés, suture métopique persiste supérieurement dans une étendue de 3 centimètres. Les 2 trous pariétaux sont très accentués.

9. — 517 A. Adulte à membres inférieurs très déformés.

Les sutures sont très accentuées et n'offrent aucune trace d'effacement. La suture métopique persiste aussi nette que les autres. Deux trous pariétaux volumineux. Dépression nati-forme à la partie postérieure de la suture sagittale. Os wormiens dans la suture lambdoïde.

10. — 516. Enfant de six ans. Scoliose lombaire, tibias en lames de sabre, poitrine en carène.

Sutures normales ; sauf à l'occiput à droite où, dans une longueur de 3 centim., persistent les traces d'une suture divisant l'occiput en supérieur et inférieur.

11. — 514. Enfant à terme d'une hauteur de 36 c. Rachitisme. L'hypertrophie des os est considérable ; l'ossification avancée.

12. — 513. Fœtus de 8 mois, rachitique. Les os du crâne présentent un grand nombre de points d'ossification irréguliers.

13. — 514 D. Fœtus dont tous les os même ceux du crâne présentent une ossification prématurée très avancée, et une hypertrophie. La fontanelle postérieure est très réduite.

14. — 524. Femme adulte, rachitique, une partie du crâne manque. Quelques petits os wormiens dans les sutures coronales et lambdoïdes. La suture métopique persiste dans son cinquième supérieur. Les fosses occipitales sont normales.

15. — 117. Jeune fille adulte, hauteur totale 1 m. 11. Les membres sont déviés mais la colonne vertébrale est droite. Il y a un enfoncement du trou occipital dans l'intérieur du crâne. Les fosses occipitales sont planes. Les bords latéraux du trou occipital arrivent à la hauteur du bord supérieur du rocher. L'apophyse basilaire est presque horizontale par rapport au plan du trou basilaire.

La suture métopique persiste inférieurement dans une étendue de 1 centim. Entre les 2 portions supérieure et inférieure de l'occiput dans l'étendue de un centimètre existe de chaque côté les restes d'une suture.

16. — 521. Femme adulte, rachitique à un haut degré. Tous les os sont déviés. La fosse occipitale postérieure droite paraît

bien plus concave que la gauche qui est plane. L'apophyse.
basilaire paraît moins inclinée qu'à l'ordinaire et les parties
latérales du trou occipital sont surélevées.

17. — 537. Scoliose dorsale très intense, de cause probablement rachitique, bien que les membres et les côtes n'aient point
d'altération. Les fosses occipitales sont planes, les parties latérales du trou occipital projetées en dedans, l'apophyse basilaire presque horizontale.

18. — 516. A. Rachitique jeune avec scoliose et jambes tordues.
Le crâne est normal.

MUSÉE DE CLAMART

19. — A 1. Vitrine 1. Femme adulte très rachitique des membres inférieurs, peu des membres supérieurs. Occipital saillant
en arrière; os wormiens à la suture lambdoïde. A l'occipital,
dans une étendue de deux centim. de chaque côté débris d'une
suture séparant l'occipital en 2 parties, supérieure et inférieure.

20. — A 3. Vieille femme, les membres inférieurs sont très
déformés, mais pas les supérieurs, scoliose. Suture coronale
effacée inférieurement.

21. — A 4. Homme adulte avec une forte cyphose mais membres peu déviés, os wormiens à la suture lambdoïde. Les sutures sont très compliquées.

22. — A 1. Vitrine 2. Vieille femme avec cyphose intense et
déformation accentuée des membres. Dépression natiforme à
la partie postérieure de la suture sagittale. Traces de la suture
entre 2 occipitaux supérieur et inférieur. Suture métopique
apparaît encore dans sa moitié inférieure.

23. — A 3. Vitrine 1. Vieille femme, avec un rachitisme des membres inférieurs et une scoliose très accentuée. Sutures sont en partie effacées et cependant on aperçoit les restes de la suture entre 2 occipitaux dans une étendue de 2 centim. du côté de l'apophyse mastoïde.

24. — A 3. Vitrine 3. Femme adulte. Rachitisme léger. Les sutures sont normales. Les temporaux saillants en dehors.

25. — A 4. Femme adulte. Déviations rachitiques légères sauf une cyphose très accentuée, os wormiens nombreux de la suture lambdoïde. Occiput saillant en arrière. Dépression natiforme à la partie postérieure de la suture sagittale.
Exostoses multiples sur le crâne près des sutures.

26. — A 3. Vitrine 8. Homme d'un âge moyen.
Rachitisme léger. Inférieurement la suture médio-frontale persiste dans une étendue de un centimètre ; quelques os wormiens à la suture lambdoïde.

27. — Garçon d'une quinzaine d'années, rachitisme très léger des tibias, os wormiens à la suture lambdoïde.
Occiput saillant en arrière.

MUSÉE D'ANTHROPOLOGIE

28. — Jeune fille de Paris, âgée de 11 ans. A été disséquée par M. Chudzinski qui a trouvé un léger rachitisme guéri et limité dans les membres inférieurs. Crâne normal.

29. — Vieille femme, rachitisme très accentué. Dépression natiforme à la partie postérieure de la suture sagittale. Suture métopique s'aperçoit encore. L'occipital est saillant en arrière.

30. — Squelette sans bassin. Femme probablement. Sutures

très compliquées. Dépression natiforme. Traces de suture entre les 2 portions, supérieure et inférieure de l'occipital.

31. — Mazarin, dit le Cardinal, mort à l'asile de Blois à l'âge de 60 ans. Le crâne a été envoyé par M. Doutrelebente ; le sujet était rachitique. Le fémur qui accompagnait le crâne a son corps droit, mais le col s'est effondré et la tête du fémur est inférieure au grand trochanter.

A la tête, la suture sagittale est effacée, les trous pariétaux sont volumineux. L'occiput est porté en arrière. Le point singulier de ce crâne réside en ce qu'il existe un enfoncement extrême du trou occipital. L'apophyse basilaire est presque horizontale. Les fosses occipitales sont planes, le bord supérieur du rocher est horizontal.

Numéros d'ordre		Fémurs gauche	Diam. ant.-post. maximum	Diam. métopique maximum	Diam. transv. maximum	Indice	Frontal minimum	Circonférence horiz. totale
			MUSÉE DUPUYTREN					
1	Nº 531	26ᶜ	175	174	146	83,42	97	515
2	Nº 531 A	28ᶜ	167	165	140	83,83	87	480
3	Nº 531 B	13ᶜ,5	162	166	133	82,09	90	475
4	Nº 524 A	29ᶜ	181	179	131	72,37	91	501
5	Nº 522	33ᶜ	185	186	142	76,75	99	524
6	Nº 523	25ᶜ	167	168	138	84,66	91	487
7	Nº 521 A	24ᶜ	173	171	147	84,97	97	500
8	Nº 517 B	28ᶜ	159	157	129	81,13	87	460
9	Nº 517 A	26ᶜ	151	153	137	78,09	93	510
10	Nº 516	13ᶜ,3	151	153	137	90,72	88	456
			MUSÉE DE CLAMART					
19		29ᶜ	194	195	154	79,38	101,5	544
20		31ᶜ	183	183	141	79,23	93	518
21		32ᶜ	166	166	140	84,33	90	480
22		21ᶜ	178,5	178,5	131	84,59	95	495
23		27ᶜ	176	174	138	78,40	98	500
24		26ᶜ	175	174	148	84,57	105	509
25		25ᶜ	155	155	131	86,75	100	461
26		27ᶜ	163	163	132	80,98	82	472
27		27ᶜ	175	178	141	80,57	93,5	502
			ÉCOLE D'ANTHROPOLOGIE					
28		..	163	166	126	77,30	99	463
29		20ᶜ	179	179	145	81,10	110	521
30		21ᶜ	157	159	137	87,26	81	470
31			188	...	149	81,91		

CONCLUSIONS

I. — Les enfants sains sont plus brachycéphales que l'adulte, ce qui tient à l'absence des sinus frontaux.

Pour la même raison, le diamètre antéro-postérieur métopique est plus développé que le maximum.

II. — Chez l'enfant rachitique :

1° Le tour de tête n'est pas plus grand que chez un enfant normal du même âge, mais la tête est grosse rela tivement à la taille qui est diminuée.

2° L'indice céphalique est plus fort que celui des enfants normaux. Le rachitisme amène la brachycéphalie.

a) Plus le rachitisme est déformant et généralisé, plus la brachycéphalie est accentuée ; le rachitisme partiel localisé n'amène pas la brachycéphalie.

b) Le rachitisme grave aigu, même sans déformations accentuées, amène la brachycéphalie.

c) Les rares exceptions à cette règle sont expliquées :

Par une soudure partielle ou totale précoce de la suture sagittale, soudure amenant la scaphocéphalie ;

Par l'époque récente de l'apparition du rachitisme, la maladie n'ayant pas alors eu le temps de provoquer des déformations crâniennes.

3° Les bosses frontales ne sont pas plus accentuées que chez les enfants normaux.

4° Les déformations partielles, plagiocéphales, scapho-céphales, etc., ne paraissent guère plus fréquentes.

III. — Chez l'adulte rachitique guéri :

a) Le volume de la tête n'est, d'une façon absolue, pas plus gros que celui de la moyenne des individus; mais il est très volumineux relativement à leur taille.

b) La brachycéphalie tend à diminuer, mais elle est encore plus forte de près de deux unités que la moyenne normale.

c) Les bosses frontales ne sont pas plus saillantes que sur le crâne normal.

d) Les particularités les plus fréquentes existant sur un crâne rachitique guéri paraissent être la dépression natiforme, la persistance partielle des sutures méto-pique et interoccipitale (entre l'écaille et la base de l'occi-pital), l'élargissement des trous pariétaux. La complica-tion des sutures, la persistance d'os wormiens, la saillie de l'occipital en arrière sont aussi bien plus fréquentes que sur le crâne normal.

e) Une lésion remarquable et jusqu'à présent peu étu-diée, est l'enfoncement de la partie inférieure de l'occi-pital par la colonne vertébrale : elle pourrait provoquer tous les symptômes cités plus haut. Mais le petit nombre de faits, quatre cas sur neuf têtes examinées, n'autorise pas encore une affirmation absolue.

TABLE DES MATIÈRES

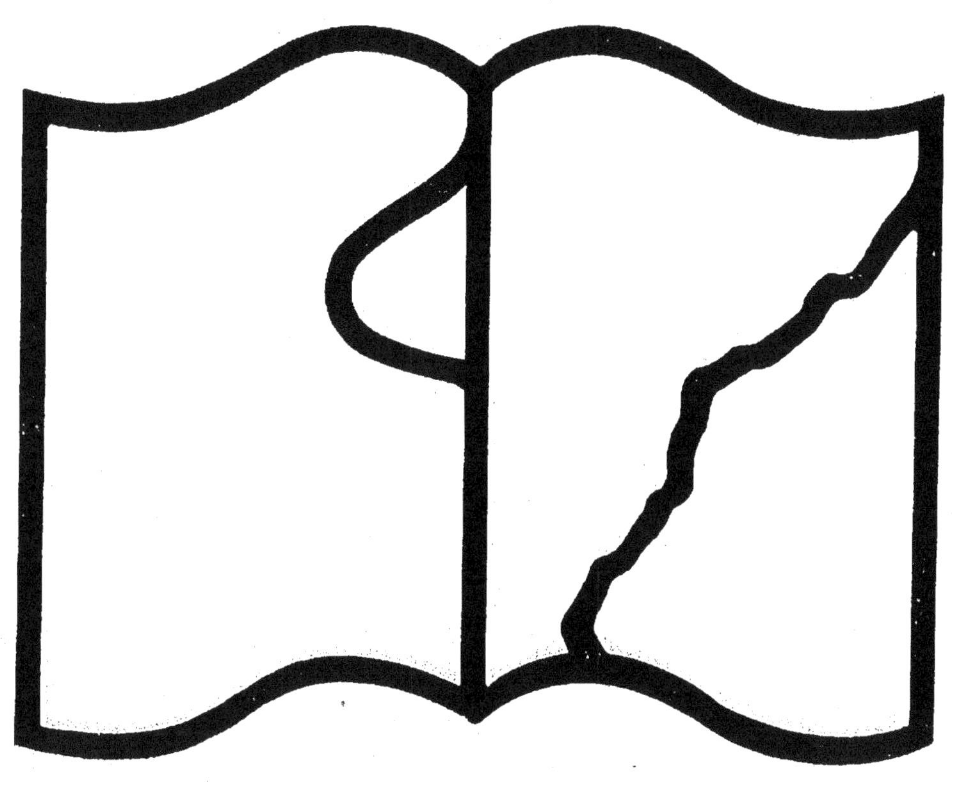

Texte détérioré — reliure défectueuse

NF Z 43-120-11

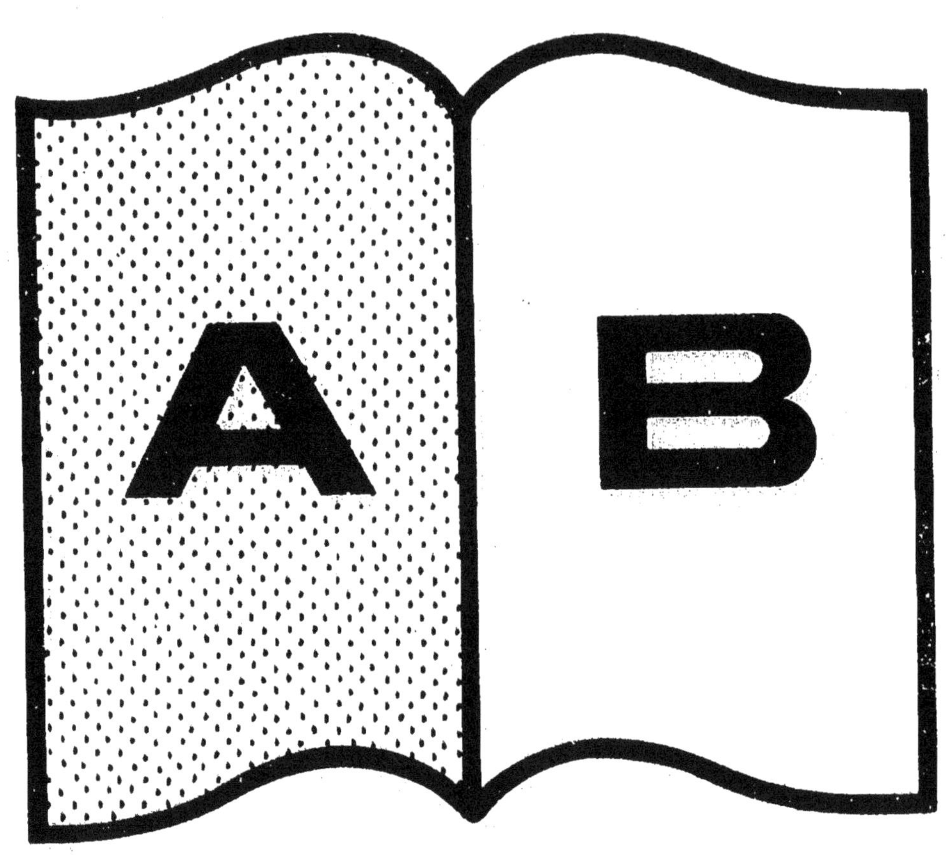

Contraste insuffisant

NF Z 43-120-14

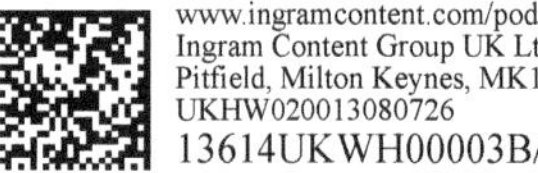
www.ingramcontent.com/pod-product-compliance
Ingram Content Group UK Ltd.
Pitfield, Milton Keynes, MK11 3LW, UK
UKHW020013080726
13614UKWH00003B/1335